I0210128

46 Recetas de Jugos Para Solucionar los Trastornos Del Sueño:

Duerma Mejor y Más Pronto Sin Usar Píldoras o Medicinas

Por

Joe Correa CSN

DERECHOS DE AUTOR

© 2017 Live Stronger Faster Inc.

Todos los derechos reservados

La reproducción o traducción de cualquier parte de este trabajo, más allá de lo permitido por la sección 107 o 108 del Acta de Derechos de Autor de los Estados Unidos, sin permiso del dueño de los derechos es ilegal.

Esta publicación está diseñada para proveer información precisa y autoritaria respecto al tema en cuestión. Es vendido con el entendimiento de que ni el autor ni el editor están envueltos en brindar consejo médico. Si éste fuese necesario, consultar con un doctor. Este libro es considerado una guía y no debería ser utilizado en ninguna forma perjudicial para su salud. Consulte con un médico antes de iniciar este plan nutricional para asegurarse que sea correcto para usted.

RECONOCIMIENTOS

Este libro está dedicado a mis amigos y familiares que han tenido una leve o grave enfermedad, para que puedan encontrar una solución y hacer los cambios necesarios en su vida.

46 Recetas de Jugos Para Solucionar los Trastornos Del Sueño:

Duerma Mejor y Más Pronto Sin Usar Píldoras o Medicinas

Por

Joe Correa CSN

CONTENIDOS

ACERCA DEL AUTOR

Luego de años de investigación, honestamente creo en los efectos positivos que una nutrición apropiada puede tener en el cuerpo y la mente. Mi conocimiento y experiencia me han ayudado a vivir más saludablemente a lo largo de los años y los cuales he compartido con familia y amigos. Cuanto más sepa acerca de comer y beber saludable, más pronto querrá cambiar su vida y sus hábitos alimenticios.

La nutrición es una parte clave en el proceso de estar saludable y vivir más, así que empiece ahora. El primer paso es el más importante y el más significativo.

INTRODUCCIÓN

46 Recetas de Jugos Para Solucionar los Trastornos Del Sueño: Duerma Mejor y Más Pronto Sin Usar Píldoras o Medicinas

Por Joe Correa CSN

Todos saben que obtener suficiente sueño es extremadamente importante para la salud general y el bienestar. Protege nuestro estado físico y mental, mejora la calidad de vida, y afecta nuestro organismo entero. Los doctores concuerdan en que obtener suficiente sueño durante la noche es tan importante como una dieta saludable y ejercicio. Esta parte natural del ciclo del día ayuda a curar y regenerar células dañadas, incrementa la actividad cerebral, recarga nuestro sistema cardiovascular, mejora el sistema inmune y lo recupera completamente de las actividades del día.

Muchos factores pueden afectar un buen sueño y crear desórdenes y otros problemas relacionados con el sueño. Los problemas más comunes incluyen los ronquidos, insomnio, deprivación del sueño y síndrome de piernas cansadas. Tener alguno de estos síntomas puede tener efectos serios en nuestra vida, y podría encontrarse sintiéndose deprimido e irritable, con dificultad para recordar información y antojo de comidas poco saludables.

Los desórdenes del sueño están relacionados con el incremento del peso y la obesidad. Los individuos que tienden a dormir menos tienen un apetito mayor, y comen más calorías que las usuales de alimentos poco saludables y muy procesados. Además, la falta de sueño afecta las hormonas y causa una mala regulación del apetito, al reducir los niveles de leptina, la hormona que suprime el apetito. Aquellos que duermen mal, por otro lado, tienen un mayor riesgo de enfermedad cardíaca. Al combinarlos, estos dos efectos secundarios pueden crear una condición seria y peligrosa para la vida.

La concentración y productividad son probablemente los efectos secundarios más comunes de los desórdenes de sueño. Algunos estudios muestran que la concentración en el trabajo se reduce por 36% con un cronograma de sueño corto. Los doctores concuerdan que la falta de sueño tiene el mismo efecto en el cerebro que la intoxicación con alcohol.

El punto es que 7-8 horas de sueño por noche son cruciales para la salud general y el bienestar. Las buenas noticias son que hay mucho que usted puede hacer. Hay ciertos alimentos que han sido demostrados en ayudar o afectar su sueño.

Por esta razón, he creado una colección de recetas de jugos para desórdenes de sueño y para mejorar el sueño. Estas recetas están basadas en ingredientes saludables específicos, que lo ayudarán a relajar su cuerpo y prepararlo para una buena noche de sueño.

Tome algunos minutos y prepare alguno de estos jugos antes de dormir, y los resultados se verán en poco tiempo.

46 RECETAS DE JUGOS PARA SOLUCIONAR LOS TRASTORNOS DEL SUEÑO: DUERMA MEJOR Y MÁS PRONTO SIN USAR PÍLDORAS O MEDICINAS

1.   Jugo de Jengibre y Zanahoria

Ingredientes:

1 nudo de jengibre pequeño, sin piel

1 zanahoria mediana, en rodajas

1 bulbo de hinojo mediano

½ taza de repollo, en trozos

Preparación:

Pelar el nudo de jengibre y trozarlo. Dejar a un lado.

Lavar y pelar la zanahoria. Cortar en rodajas finas y dejar a un lado.

Lavar el hinojo y recortar las puntas. Remover la capa externa, trozar y dejar a un lado.

Lavar y trozar el repollo. Dejar a un lado.

Combinar el jengibre, zanahoria, hinojo y repollo en una juguera, y pulsar. Transferir a un vaso y refrigerar antes de servir.

Información nutricional por porción: Kcal: 72, Proteínas: 4g, Carbohidratos: 25.9g, Grasas: 0.7g

2.   Jugo de Brócoli y Manzana

Ingredientes:

1 taza de brócoli, en trozos

1 manzana Granny Smith pequeña, sin centro

1 taza de uvas verdes

1 taza de espinaca fresca, en trozos

1 cucharada menta fresca, picada

Preparación:

Lavar el brócoli y la espinaca en un colador grande. Colar y trozar la espinaca. Recortar las hojas externas de la coliflor y trozarla. Rellenar un vaso medidor y dejar a un lado.

Lavar la manzana y cortarla por la mitad. Remover el centro y trozar. Dejar a un lado.

Lavar las uvas y remover las hojas. Dejar a un lado.

Combinar la espinaca, brócoli, manzana y uvas en una juguera, y pulsar. Transferir a un vaso y rociar con menta fresca.

Refrigerar 5 minutos antes de servir.

Información nutricional por porción: Kcal: 176, Proteínas: 9.8g, Carbohidratos: 49.5g, Grasas:1.7g

3.   Jugo de Remolacha y Granada

Ingredientes:

1 taza de remolachas, en rodajas

1 taza de verdes de remolacha, en trozos

1 taza de semillas de granada

1 taza de zapallo calabaza, en rodajas

1 taza de apio, en trozos

1 cucharada de miel

Preparación:

Lavar las remolachas y recortar las partes verdes. Trozar y dejar a un lado.

Trozar los verdes de remolacha.

Cortar la parte superior de la granada y deslizar hacia las membranas blancas. Remover las semillas a un vaso medidor y dejar a un lado.

Lavar el zapallo calabaza y cortarlo por la mitad. Remover las semillas, trozar y dejar a un lado. Reservar el resto.

Lavar el apio y trozarlo. Dejar a un lado.

Procesar las remolachas, verdes de remolacha, semillas de granada, calabaza y apio en una juguera.

Transferir a vasos y añadir la miel.

Agregar hielo y servir inmediatamente.

Información nutricional por porción: Kcal: 132, Proteínas: 6.4g, Carbohidratos: 48.8g, Grasas: 1.8g

4. Jugo de Zanahoria y Verdes de Ensalada

Ingredientes:

1 zanahoria grande, en trozos

1 taza de verdes de ensalada, en trozos

1 taza de palta, en trozos

1 taza de Lechuga romana, rallada

1 pepino entero, en rodajas

¼ cucharadita de jengibre, molido

Preparación:

Lavar y pelar la zanahoria. Cortar en rodajas finas y dejar a un lado.

Combinar los verdes de ensalada y lechuga en un colador grande. Lavar bajo agua fría, colar y rallar. Dejar a un lado.

Pelar la palta y cortarla por la mitad. Remover el carozo y trozar. Rellenar un vaso medidor y reservar el resto en la nevera.

Lavar el pepino y cortarlo en rodajas finas. Rellenar un vaso medidor y reservar el resto. Dejar a un lado.

Combinar la zanahoria, verdes de ensalada, palta, lechuga y pepino en una juguera, y pulsar. Transferir a un vaso y añadir el jengibre.

Refrigerar 5 minutos antes de servir.

Información nutricional por porción: Kcal: 271, Proteínas: 7.3g, Carbohidratos: 34.1g, Grasas: 22.8g

5.   Jugo de Pepino y Naranja

Ingredientes:

1 taza de pepino, en rodajas

1 naranja grande, sin piel y en gajos

1 taza de calabaza, en cubos

1 zanahoria grande, en rodajas

1 nudo de jengibre pequeño, en trozos

Preparación:

Lavar el pepino y cortarlo en rodajas finas. Rellenar un vaso medidor y reservar el resto. Dejar a un lado.

Pelar la naranja y dividirla en gajos. Cortar cada gajo por la mitad y dejar a un lado.

Cortar la parte superior de la calabaza y luego por la mitad. Remover las semillas, cortar un gajo grande y pelarlo. Cortar en cubos pequeños y rellenar un vaso medidor. Reservar el resto en la nevera.

Lavar y pelar la zanahoria. Cortar en rodajas finas y dejar a un lado.

Pelar el nudo de jengibre y trozarlo. Dejar a un lado.

Combinar la calabaza, zanahoria, pepino, naranja y jengibre en una juguera. Pulsar. Transferir a un vaso y añadir hielo.

Servir inmediatamente.

Información nutricional por porción: Kcal: 130, Proteínas: 4.1g, Carbohidratos: 39.1g, Grasas: 0.6g

6.   Jugo de Mango y Miel

Ingredientes:

1 taza de mango, en trozos

1 cucharada de miel líquida

1 guayaba entera, en trozos

1 lima entera, sin piel

1 taza de pepino, en rodajas

1 manzana Dorada Deliciosa mediana, sin centro

Preparación:

Lavar y pelar el mango. Trozarlo y dejar a un lado.

Pelar la guayaba, trozarla y dejar a un lado.

Pelar la lima y cortarla por la mitad. Dejar a un lado.

Lavar el pepino y cortarlo en rodajas finas. Rellenar un vaso medidor y reservar el resto en la nevera.

Lavar la manzana y cortarla por la mitad. Remover el centro y trozar. Dejar a un lado.

Combinar el mango, guayaba, lima, pepino y manzana en una juguera, y pulsar. Transferir a un vaso y añadir la miel. Agregar hielo y servir inmediatamente.

Información nutricional por porción: Kcal: 211, Proteínas: 3.7g, Carbohidratos: 61.1g, Grasas: 1.5g

7. Jugo de Lima y Banana

Ingredientes:

1 lima entera, sin piel

1 banana grande, en rodajas

1 taza de arándanos

1 taza de Lechuga romana, rallada

1 pepino entero, en rodajas

Preparación:

Pelar la lima y cortarla por la mitad. Dejar a un lado.

Pelar la banana y cortarla en rodajas finas. Dejar a un lado.

Lavar los arándanos en un colador pequeño. Colar y rellenar un vaso medidor. Dejar a un lado.

Lavar la lechuga bajo agua fría. Rallarla y rellenar un vaso medidor. Dejar a un lado.

Lavar el pepino y cortarlo en rodajas finas. Dejar a un lado.

Combinar los arándanos, lima, banana, lechuga y pepino en una juguera, y pulsar. Transferir a un vaso y añadir hielo picado.

Servir inmediatamente.

Información nutricional por porción: Kcal: 176, Proteínas: 9.8g, Carbohidratos: 49.5g, Grasas: 1.7g

8. Jugo de Nabo y Remolacha

Ingredientes:

1 taza de verdes de nabo, en trozos

1 taza de remolachas, en rodajas

5 tomates medianos, sin piel

1 taza de berro, en trozos

1 cucharadita de sal

Preparación:

Lavar la remolacha y recortar las partes verdes. Trozar y dejar a un lado.

Lavar los tomates y ponerlos en un tazón. Cortarlos en cuartos y reservar el jugo. Dejar a un lado.

Combinar el berro y verdes de nabo en un colador, y lavar bajo agua fría. Romper con las manos y dejar a un lado.

Combinar los tomates, berro, verdes de nabo y remolacha en una juguera, y pulsar.

Transferir a vasos y añadir el jugo de tomate, agua y sal.

Refrigerar 5 minutos antes de servir.

Información nutricional por porción: Kcal: 212, Proteínas: 11.7g, Carbohidratos: 62.7g, Grasas: 2.2g

9. Jugo de Brotes de Bruselas y Lima

Ingredientes:

1 taza de Brotes de Bruselas, por la mitad

1 lima entera, sin piel

1 pimiento verde grande, en trozos

1 taza de brócoli, en trozos

2 zanahorias grandes, en rodajas

¼ cucharadita cúrcuma, molida

Preparación:

Lavar el pimiento y cortarlo por la mitad. Remover las semillas, trozar y dejar a un lado.

Lavar los brotes de Bruselas y brócoli. Recortar las hojas externas y marchitas. Transferir a una olla y cubrir con agua. Hervir y remover del fuego. Colar y trozar. Dejar enfriar por completo.

Pelar la lima y cortarla por la mitad. Dejar a un lado.

Lavar y pelar las zanahorias. Cortarlas en rodajas finas y dejar a un lado.

Combinar los brotes de Bruselas, lima, pimiento, brócoli y zanahorias en una juguera, y pulsar. Transferir a un vaso y añadir la cúrcuma. Agregar agua de ser necesario.

Opcionalmente, rociar con sal.

Información nutricional por porción: Kcal: 122, Proteínas: 8.5g, Carbohidratos: 39.1g, Grasas: 1.2g

10. Jugo de Albahaca y Pepino

Ingredientes:

1 taza de albahaca fresca, en trozos

1 taza de pepino, en rodajas

1 calabacín mediano, en trozos

1 taza de lechuga de hoja roja, en trozos

1 taza de palta, en trozos

Preparación:

Combinar la albahaca y lechuga en un colador grande y lavar bajo agua fría. Colar y trozar. Dejar a un lado.

Lavar el pepino y cortarlo en rodajas finas. Rellenar un vaso medidor y refrigerar el resto.

Pelar el calabacín y trozarlo. Dejar a un lado

Pelar la palta y cortarla por la mitad. Remover el carozo y trozar. Rellenar un vaso medidor y reservar el resto en la nevera.

Combinar la albahaca, pepino, lechuga, calabacín y palta en una juguera, y pulsar. Transferir a un vaso y agregar hielo.

Servir inmediatamente.

Información nutricional por porción: Kcal: 234, Proteínas: 6.7g, Carbohidratos: 21.7g, Grasas: 22.3g

11. Jugo de Calabacín y Zanahoria

Ingredientes:

1 calabacín mediano, en rodajas

1 zanahoria grande, en rodajas

1 taza de albahaca fresca, en trozos

1 pimiento amarillo grande, en trozos

¼ cucharadita de jengibre, molido

Preparación:

Lavar y trozar el calabacín. Dejar a un lado.

Lavar y pelar la zanahoria. Cortar en rodajas finas y dejar a un lado.

Lavar la albahaca bajo agua fría. Colar y trozar. Dejar a un lado.

Lavar el pimiento y cortarlo por la mitad. Remover las semillas. Trozar y dejar a un lado.

Combinar el calabacín, zanahoria, albahaca y pimiento en una juguera, y pulsar. Transferir a un vaso y añadir el jengibre. Agregar agua de ser necesario.

Refrigerar 5 minutos antes de servir.

Información nutricional por porción: Kcal: 94, Proteínas: 5.6g, Carbohidratos: 25.4g, Grasas: 1.3g

12. Jugo de Rábano y Pepino

Ingredientes:

2 rábanos grandes, en trozos

1 taza de pepino, en rodajas

1 taza de espinaca fresca, en trozos

1 taza de rúcula, en trozos

¼ cucharadita cúrcuma, molida

Preparación:

Lavar los rábanos y recortar las partes verdes. Pelar y cortar en rodajas. Dejar a un lado.

Lavar el pepino y cortarlo en rodajas finas. Dejar a un lado.

Lavar la espinaca bajo agua fría. Colar y romper con las manos. Dejar a un lado.

Lavar la rúcula y romper con las manos. Dejar a un lado.

Combinar el rábano, pepino, espinaca y rúcula en una juguera, y pulsar. Transferir a un vaso y añadir la cúrcuma.

Refrigerar 10 minutos antes de servir.

Información nutricional por porción: Kcal: 53, Proteínas: 9.4g, Carbohidratos: 15.3g, Grasas: 1.1g

13.   Jugo de Espinaca y Limón

Ingredientes:

1 taza de espinaca, en trozos

1 limón entero, sin piel

1 taza de frutillas, en trozos

1 lima entera, sin piel

1 cucharada miel cruda

2 onzas de agua

Preparación:

Lavar la espinaca bajo agua fría. Colar y trozar. Dejar a un lado.

Pelar el limón y lima. Cortarlos por la mitad y dejar a un lado.

Lavar las frutillas y remover las hojas. Trozar y dejar a un lado.

Combinar la espinaca, limón, lima y frutillas en una juguera, y pulsar. Transferir a un vaso y añadir el agua y miel.

Opcionalmente, decorar con menta.

Refrigerar 10 minutos antes de servir.

Información nutricional por porción: Kcal: 81, Proteínas: 5.8g, Carbohidratos: 27.8g, Grasas: 1.4g

14. Jugo de Pomelo y Menta

Ingredientes:

1 pomelo entero

1 taza de menta fresca, en trozos

1 taza de cantalupo, en cubos

¼ cucharadita de canela, molida

1 onza agua de coco

Preparación:

Pelar el pomelo y dividirlo en gajos. Cortar cada gajo por la mitad y dejar a un lado.

Lavar la menta y romper con las manos. Dejar a un lado.

Cortar el cantalupo por la mitad. Remover las semillas y pulpa. Cortar y pelar un gajo grande. Trozarlo y rellenar un vaso medidor. Reservar el resto en la nevera.

Combinar el pomelo, menta y cantalupo en una juguera, y pulsar.

Transferir a un vaso y añadir la canela y agua de coco. Agregar hielo y servir inmediatamente.

Información nutricional por porción: Kcal: 144, Proteínas: 4.2g, Carbohidratos: 42.6g, Grasas: 0.9g

15.   Jugo de Espinaca y Arándanos Agrios

Ingredientes:

1 taza de espinaca bebé, en trozos

1 taza de arándanos agrios

1 taza de cantalupo, en cubos

1 taza de perejil, en trozos

1 pepino mediano, sin piel

1 cucharada de miel cruda

Preparación:

Combinar la espinaca y perejil en un colador, y lavar bajo agua fría. Romper con las manos y dejar a un lado.

Lavar los arándanos agrios y dejar a un lado.

Cortar el cantalupo por la mitad. Remover las semillas y pulpa. Cortar dos gajos y pelarlos. Trozar y dejar a un lado. Reservar el resto en la nevera.

Lavar el pepino y cortarlo en rodajas gruesas. Dejar a un lado.

Procesar la espinaca bebé, arándanos agrios, cantalupo, perejil y pepino en una juguera.

Transferir a vasos y añadir la miel.

Refrigerar 5 minutos antes de servir.

Información nutricional por porción: Kcal: 197, Proteínas: 10.2g, Carbohidratos: 58.3g, Grasas: 2.2g

16.   Jugo de Manzana y Banana

Ingredientes:

1 manzana Granny Smith mediana, sin centro

1 banana grande, en trozos

1 taza de semillas de granada

1 cucharada de miel líquida

1 onza de agua

Preparación:

Lavar la manzana y cortarla por la mitad. Remover el centro y trozar. Dejar a un lado.

Pelar la banana y trozarla. Dejar a un lado.

Cortar la parte superior de la granada y deslizar hacia las membranas blancas. Remover las semillas a un vaso medidor y dejar a un lado.

Combinar la mañana, banana y semillas de granada en una juguera, y pulsar. Transferir a un vaso y añadir la miel y agua.

Servir frío.

Información nutricional por porción: Kcal: 243, Proteínas: 3.6g, Carbohidratos: 70.1g, Grasas: 1.8g

17.   Jugo de Durazno y Manzana

Ingredientes:

1 durazno grande, sin carozo y en trozos

1 manzana verde pequeña, sin centro y en trozos

1 taza de banana, en rodajas

¼ cucharadita de canela, molida

1 onza de agua de coco

1 cucharada de menta, picada

Preparación:

Lavar el durazno y cortarlo por la mitad. Remover el carozo y trozar. Dejar a un lado.

Lavar la manzana y cortarla por la mitad. Remover el centro y trozar. Dejar a un lado.

Pelar las bananas y cortarlas en rodajas finas. Rellenar un vaso medidor y reservar el resto en la nevera.

Combinar el durazno, manzana y bananas en una juguera, y pulsar. Transferir a un vaso y añadir la canela y agua de coco. Agregar hielo y rociar con menta para más sabor.

Información nutricional por porción: Kcal: 362, Proteínas: 5.5g, Carbohidratos: 104g, Grasas: 1.7g

18.　Jugo de Papaya y Repollo

Ingredientes:

1 taza de papaya, en trozos

1 taza de repollo, en trozos

1 taza de lechuga de hoja roja, en trozos

2 kiwis enteros, sin piel

1 lima entera, sin piel

1 cucharadita de azúcar de coco

½ taza de agua de coco pura, sin endulzar

Preparación:

Pelar la papaya y cortarla por la mitad. Remover las semillas y pulpa. Trozar y dejar a un lado.

Combinar el repollo y lechuga en un colador, y lavar bajo agua fría. Romper con las manos y dejar a un lado.

Pelar los kiwis y lima y cortarlos por la mitad. Dejar a un lado.

Procesar la papaya, repollo, lechuga, kiwis y lima en una

juguera.

Transferir a vasos y añadir el agua de coco y azúcar de coco.

Agregar hielo y servir inmediatamente.

Información nutricional por porción: Kcal: 201, Proteínas: 7g, Carbohidratos: 61.7g, Grasas: 1.7g

19.   Jugo de Remolacha y Zanahoria

Ingredientes:

1 taza de remolachas, recortadas

1 zanahoria grande, en rodajas

1 taza de palta, en trozos

1 nudo de jengibre pequeño

¼ cucharadita cúrcuma, molida

2 onzas agua

Preparación:

Recortar las partes verdes de la remolacha. Pelarla y cortar en rodajas finas. Rellenar un vaso medidor y refrigerar el resto.

Lavar y pelar la zanahoria. Trozar y dejar a un lado.

Pelar la palta y cortarla por la mitad. Remover el carozo y trozar. Rellenar un vaso medidor y reservar el resto en la nevera.

Pelar el nudo de jengibre y trozarlo. Dejar a un lado.

Combinar la remolacha, zanahoria, palta y jengibre en una juguera, y pulsar. Transferir a un vaso y añadir la cúrcuma y agua. Refrigerar 10 minutos antes de servir.

Información nutricional por porción: Kcal: 265, Proteínas: 5.9g, Carbohidratos: 33.4g, Grasas: 21.8g

20.   Jugo de Cereza y Banana

Ingredientes:

1 taza de cerezas frescas, sin carozo

1 banana pequeña, sin piel

2 tazas de uvas verdes

1 lima entera, sin piel

1 cucharada de agua de coco

Preparación:

Lavar las cerezas usando un colador. Lavar y cortarlas por la mitad. Remover los carozos y rellenar un vaso medidor. Reservar el resto en la nevera.

Pelar y trozar la banana. Dejar a un lado.

Lavar las uvas bajo agua fría y remover las ramas. Dejar a un lado.

Pelar la lima y cortarla por la mitad. Dejar a un lado.

Combinar las cerezas, banana, uvas y lima en una juguera, y pulsar. Transferir a un vaso y añadir el agua de coco.

Servir inmediatamente.

Información nutricional por porción: Kcal: 292, Proteínas: 4.1g, Carbohidratos: 82.9g, Grasas: 1.3g

21.   Jugo de Coliflor y Apio

Ingredientes:

1 taza de coliflor, en trozos

1 taza de apio, en trozos

1 taza de espárragos, en trozos

1 taza de pepino, en rodajas

¼ cucharadita de cúrcuma, molida

¼ cucharadita de pimienta cayena, molida

Preparación:

Lavar la coliflor y recortar las hojas externas. Trozar y rellenar un vaso medidor. Reservar el resto.

Lavar el apio y trozarlo. Dejar a un lado.

Lavar los espárragos bajo agua fría. Recortar las puntas y trozar. Dejar a un lado.

Lavar el pepino y cortarlo en rodajas finas. Rellenar un vaso medidor y reservar el resto en la nevera.

Combinar la coliflor, apio, espárragos y pepino en una

juguera, y pulsar. Transferir a un vaso y añadir la cúrcuma y pimienta cayena.

Servir inmediatamente.

Información nutricional por porción: Kcal: 52, Proteínas: 6.1g, Carbohidratos: 15.4g, Grasas: 0.7g

22.   Jugo de Calabacín y Limón

Ingredientes:

1 calabacín mediano, en trozos

1 limón entero, sin piel

1 taza de col rizada fresca, en trozos

1 lima entera, sin piel

1 taza de menta fresca, en trozos

Preparación:

Lavar el calabacín y trozarlo. Dejar a un lado.

Pelar el limón y lima. Cortarlos por la mitad y dejar a un lado.

Lavar la col rizada bajo agua fría. Colar y trozar. Dejar a un lado.

Lavar y trozar la mente. Dejar a un lado.

Combinar la col rizada, calabacín, limón, lima y menta en una juguera. Pulsar y transferir a un vaso. Agregar hielo picado.

Servir inmediatamente.

Información nutricional por porción: Kcal: 79, Proteínas: 7g, Carbohidratos: 24.7g, Grasas: 1.7g

23.   Jugo de Espinaca y Brotes de Bruselas

Ingredientes:

2 tazas de espinaca, en trozos

1 taza de Brotes de Bruselas, en trozos

1 taza de pimiento rojo, en trozos

1 manzana roja deliciosa grande, sin piel ni centro

¼ cucharadita de jengibre molido fresco

Preparación:

Lavar la espinaca y romper con las manos. Dejar a un lado.

Lavar los brotes de Bruselas y recortar las capas externas. Cortarlos por la mitad y dejar a un lado.

Lavar el pimiento y cortarlo por la mitad. Remover las semillas y trozar. Dejar a un lado.

Lavar la manzana y remover el centro. Trozar y dejar a un lado.

Combinar la espinaca, brotes de Bruselas, pimiento y manzana en una juguera.

Transferir a vasos y añadir la miel.

Agregar hielo y servir inmediatamente.

Información nutricional por porción: Kcal: 196, Proteínas: 6.8g, Carbohidratos: 55.6g, Grasas: 1.4g

24.   Jugo de Rábano y Calabacín

Ingredientes:

3 rábanos grandes, en trozos

1 calabacín pequeño, en rodajas

1 taza de palta, en cubos

1 taza de apio, en trozos

1 taza de pepino, en rodajas

¼ cucharadita de sal

1 onza de agua

Preparación:

Lavar y trozar los rábanos. Dejar a un lado.

Lavar el calabacín y cortarlo en rodajas finas. Dejar a un lado.

Pelar la palta y cortarla por la mitad. Remover el carozo y cortar en cubos. Rellenar un vaso medidor y reservar el resto.

Lavar el apio y trozarlo. Dejar a un lado.

Lavar el pepino y cortarlo en rodajas finas. Rellenar un vaso medidor y reservar el resto. Dejar a un lado.

Combinar los rábanos, calabacín, palta, apio y pepino en una juguera, y pulsar. Transferir a un vaso y añadir la sal y agua.

Servir frío.

Información nutricional por porción: Kcal: 235, Proteínas: 5.6g, Carbohidratos: 22.3g, Grasas: 22.6g

25. Jugo de Cantalupo y Manzana

Ingredientes:

1 gajo grande de cantalupo

1 manzana verde pequeña, sin centro

1 taza de semillas de granada

1 nudo de jengibre pequeño, en rodajas

1 onza de agua

Preparación:

Cortar el cantalupo por la mitad. Remover las semillas y cortar un gajo grande. Pelarlo y trozarlo. Reservar el resto en la nevera.

Lavar la manzana y cortarla por la mitad. Remover el centro y trozar. Dejar a un lado.

Cortar la parte superior de la granada y deslizar hacia las membranas blancas. Remover las semillas a un vaso medidor y dejar a un lado.

Pelar y trozar el jengibre. Dejar a un lado.

Combinar el cantalupo, manzana, granada y jengibre en una juguera, y pulsar. Transferir a un vaso y añadir agua para ajustar la amargura.

Refrigerar 10 minutos antes de servir.

Información nutricional por porción: Kcal: 162, Proteínas: 3.1g, Carbohidratos: 45.3g, Grasas: 1.5g

26.   Jugo de Damasco y Manzana

Ingredientes:

3 damascos enteros, en trozos

1 manzana verde grande, sin centro

2 kiwis enteros, sin piel y por la mitad

1 banana grande, en trozos

Preparación:

Lavar los damascos y cortarlos por la mitad. Remover los carozos y trozar. Dejar a un lado.

Lavar la manzana y cortarla por la mitad. Remover el centro y trozar. Dejar a un lado.

Pelar y cortar el kiwi por la mitad. Dejar a un lado.

Pelar la banana y trozarla. Dejar a un lado.

Combinar los damascos, manzana, kiwi y banana en una juguera, y pulsar. Transferir a un vaso y añadir hielo.

Servir inmediatamente.

Información nutricional por porción: Kcal: 313, Proteínas: 5.4g, Carbohidratos: 91g, Grasas: 1.9g

27.   Jugo de Calabaza y Limón

Ingredientes:

1 taza de calabaza, en cubos

1 limón entero, sin piel

1 taza de brócoli, en trozos

1 taza de hinojo, en trozos

1 taza de pepino, en rodajas

Preparación:

Cortar la parte superior de la calabaza y luego por la mitad. Remover las semillas, cortar un gajo grande y pelarlo. Cortar en cubos pequeños y rellenar un vaso medidor. Reservar el resto en la nevera.

Pelar el limón y cortarlo por la mitad. Dejar a un lado.

Lavar el brócoli y recortar las hojas externas. Trozar y rellenar un vaso medidor. Reservar el resto.

Recortar las capas marchitas de la coliflor. Trozarla y rellenar un vaso medidor. Reservar el resto.

Lavar el pepino y cortarlo en rodajas finas. Rellenar un vaso medidor y reservar el resto en la nevera. Dejar a un lado.

Combinar la calabaza, limón, brócoli, hinojo y pepino en una juguera, y pulsar. Transferir a un vaso y añadir hielo picado.

Servir inmediatamente.

Información nutricional por porción: Kcal: 196, Proteínas: 2.8g, Carbohidratos: 55.5g, Grasas: 1.3g

28.   Jugo de Perejil y Pomelo

Ingredientes:

2 tazas de perejil, en trozos

1 pomelo entero, sin piel

1 taza de sandía, en cubos

7 onzas de frijoles verdes, en trozos

½ taza de agua de coco pura

Preparación:

Lavar el perejil bajo agua fría. Romper con las manos y dejar a un lado.

Pelar y trozar el pomelo. Dejar a un lado.

Cortar la sandía por la mitad. Para una taza, necesitará 1 gajo grande. Pelarlo y trozarlo. Remover las semillas y dejar a un lado. Reservar el resto para otros jugos.

Lavar los frijoles y trozarlos. Ponerlos en una olla de agua hirviendo, y cocinar por 3 minutos. Remover del fuego, colar y dejar a un lado.

Procesar el perejil, pomelo, sandía y frijoles en una juguera.

Transferir a vasos y añadir el agua de coco.

Agregar hielo y servir inmediatamente.

Información nutricional por porción: Kcal: 161, Proteínas: 6.4g, Carbohidratos: 45.6g, Grasas: 1.5g

29.   Jugo de Coliflor y Brotes de Bruselas

Ingredientes:

1 taza de coliflor, en trozos

1 taza de Brotes de Bruselas, por la mitad

1 pimiento rojo grande, en trozos

¼ cucharadita de jengibre, molido

1 onza de agua

Preparación:

Recortar las hojas externas de la coliflor. Lavarla y trozarla. Rellenar un vaso medidor y reservar el resto en la nevera.

Lavar los brotes de Bruselas y recortar las capas marchitas. Cortarlos por la mitad y rellenar un vaso medidor. Dejar a un lado.

Lavar el pimiento y cortarlo por la mitad. Remover las semillas y rama. Trozar y dejar a un lado.

Combinar la coliflor, brotes de Bruselas y pimiento en una juguera, y pulsar. Transferir a un vaso y añadir el agua y jengibre.

Servir inmediatamente.

Información nutricional por porción: Kcal: 106, Proteínas: 9.6g, Carbohidratos: 30.9g, Grasas: 1.3g

30.   Jugo de Pera y Ciruela

Ingredientes:

1 pera grande, sin centro

1 ciruela entera, sin carozo y en trozos

1 taza de frambuesas

1 manzana Granny Smith mediana, sin centro

¼ cucharadita de canela, molida

1 onza de agua de coco

Preparación:

Lavar la pera y cortarla por la mitad. Remover el centro y trozar. Dejar a un lado.

Lavar la ciruela y cortarla por la mitad. Remover el carozo y dejar a un lado.

Lavar las frambuesas. Colar y dejar a un lado.

Lavar la manzana y cortarla por la mitad. Remover el centro y trozar. Dejar a un lado.

Combinar la pera, ciruela, frambuesas y manzana en una

juguera, y pulsar. Transferir a un vaso y añadir la canela y agua de coco. Agregar hielo picado y servir inmediatamente.

Información nutricional por porción: Kcal: 239, Proteínas: 3.5g, Carbohidratos: 79.9g, Grasas: 1.6g

31.   Jugo de Menta y Manzana

Ingredientes:

1 taza de menta fresca, en trozos

1 manzana Roja Deliciosa pequeña, sin centro

1 taza de mango, en trozos

1 durazno mediano, sin carozo

Preparación:

Lavar la menta bajo agua fría y romper con las manos. Dejar a un lado.

Lavar la manzana y cortarla por la mitad. Remover el centro y trozar. Dejar a un lado.

Pelar el mango y trozarlo. Rellenar un vaso medidor y reservar el resto en la nevera.

Lavar el durazno y cortarlo por la mitad: Remover el carozo y trozar. Dejar a un lado.

Combinar la menta, manzana, mango y durazno en una juguera, y pulsar. Transferir a un vaso y añadir algunos cubos de hielo.

Servir inmediatamente.

Información nutricional por porción: Kcal: 227, Proteínas: 4.1g, Carbohidratos: 64.9g, Grasas: 1.6g

32.   Jugo de Banana y Manzana

Ingredientes:

1 banana grande, sin piel y en trozos

1 manzana Granny Smith pequeña, sin centro

1 taza de col rizada fresca, en trozos

1 taza de Brotes de Bruselas, por la mitad

¼ cucharadita de jengibre, molido

1 onza de agua de coco

Preparación:

Pelar la banana y trozarla. Dejar a un lado.

Lavar la manzana y cortarla por la mitad. Remover el centro y trozar. Dejar a un lado.

Lavar la col rizada bajo agua fría y colar. Trozar y dejar a un lado.

Lavar los brotes de Bruselas y remover las capas marchitas. Cortarlos por la mitad y dejar a un lado.

Combinar la banana, manzana, col rizada y brotes de

Bruselas en una juguera, y pulsar. Transferir a un vaso y añadir el agua de coco y jengibre.

Agregar hielo y servir inmediatamente.

Información nutricional por porción: Kcal: 223, Proteínas: 7.9g, Carbohidratos: 64.4g, Grasas: 1.6g

33.   Jugo de Limón y Alcachofa

Ingredientes:

1 limón entero, sin piel

1 alcachofa mediana, en trozos

1 taza de cerezas frescas, sin carozo

1 manzana mediana, sin centro

¼ cucharadita de canela, molida

Preparación:

Pelar el limón y cortarlo por la mitad. Dejar a un lado.

Lavar la alcachofa y recortar las hojas externas. Trozar y dejar a un lado.

Lavar las cerezas en un colador grande. Cortarlas por la mitad y remover los carozos. Dejar a un lado.

Lavar la manzana y cortarla por la mitad. Remover el centro y trozar. Dejar a un lado.

Combinar el limón, alcachofa, cerezas y manzana en una juguera, y pulsar. Transferir a un vaso y añadir la canela.

Refrigerar 5 minutos antes de servir.

Información nutricional por porción: Kcal: 205, Proteínas: 7.2g, Carbohidratos: 66.2g, Grasas: 0.9g

34.   Jugo de Damasco y Cúrcuma

Ingredientes:

2 damascos enteros, sin carozo

¼ cucharadita de cúrcuma, molida

2 pomelos enteros

1 taza de verdes de ensalada, en trozos

Preparación:

Lavar los damascos y cortarlos por la mitad. Remover los carozos y trozar. Dejar a un lado.

Pelar los pomelos y dividirlos en gajos. Cortar cada gajo por la mitad y dejar a un lado.

Lavar los verdes de ensalada bajo agua fría. Colar y trozar. Dejar a un lado.

Combinar los damascos, pomelo y verdes de ensalada en una juguera, y pulsar. Transferir a un vaso y añadir la cúrcuma.

Refrigerar 5 minutos antes de servir.

Información nutricional por porción: Kcal: 208, Proteínas: 5.8g, Carbohidratos: 62.1g, Grasas: 1.2g

35.   Jugo de Frambuesa y Limón

Ingredientes:

1 taza de frambuesas

1 limón entero, sin piel

1 taza de remolachas, en rodajas

1 pera mediana, en trozos

1 onza de agua

Preparación:

Lavar las frambuesas. Colar y dejar a un lado.

Pelar el limón y cortarlo por la mitad. Dejar a un lado.

Lavar las remolachas y recortar las partes verdes. Cortar en rodajas finas y rellenar un vaso medidor. Reservar el resto.

Lavar la pera y cortarla por la mitad. Remover el centro y trozar. Dejar a un lado.

Combinar las frambuesas, limón, remolachas y pera en una juguera, y pulsar. Transferir a un vaso y añadir el agua.

Refrigerar 5 minutos antes de servir.

Información nutricional por porción: Kcal: 165, Proteínas: 4.9g, Carbohidratos: 60.2g, Grasas: 1.4g

36.   Jugo de Pepino y Arándanos Agrios

Ingredientes:

1 taza de pepino, en rodajas

1 taza de arándanos agrios enteros

1 gajo grande de melón dulce

2 frutillas grandes

1 onza agua de coco

Preparación:

Lavar el pepino y cortarlo en rodajas finas. Rellenar un vaso medidor y reservar el resto. Dejar a un lado.

Lavar los arándanos agrios en un colador. Colar y dejar a un lado.

Cortar el melón por la mitad. Remover las semillas y lavarlo. Cortar un gajo y pelarlo. Trozar y dejar a un lado.

Lavar las frutillas y remover las hojas. Trozar y dejar a un lado.

Combinar el pepino, arándanos agrios, melón y frutillas en una juguera, y pulsar. Transferir a un vaso y añadir algunos cubos de hielo.

Servir inmediatamente.

Información nutricional por porción: Kcal: 96, Proteínas: 1.8g, Carbohidratos: 31.4g, Grasas: 0.6g

37. Jugo de Espinaca y Zanahoria

Ingredientes:

1 tomate mediano entero, en trozos

1 taza de espinaca fresca, en trozos

1 zanahoria mediana, en rodajas

1 taza de apio, en trozos

¼ cucharadita de sal

¼ cucharadita de vinagre balsámico

Preparación:

Lavar la espinaca bajo agua fría. Trozar y dejar a un lado.

Lavar y pelar la zanahoria. Cortar en rodajas finas y dejar a un lado.

Lavar el tomate y ponerlo en un tazón pequeño. Trozarlo y reservar el jugo. Dejar a un lado.

Lavar y trozar el apio. Dejar a un lado.

Combinar la espinaca, zanahoria, tomate y apio en una juguera, y pulsar. Transferir a un vaso y añadir la sal, vinagre y jugo de tomate.

Servir frío.

Información nutricional por porción: Kcal: 72, Proteínas: 8.4g, Carbohidratos: 21.2g, Grasas: 1.4g

38.   Jugo de Banana y Moras

Ingredientes:

1 taza de trozos de ananá

1 banana grande, en rodajas

1 taza de moras

1 lima entera, sin piel

1 onza de agua

Preparación:

Pelar la banana y cortarla en rodajas finas. Dejar a un lado.

Poner las moras en un colador pequeño y lavar bajo agua fría. Colar y dejar a un lado.

Cortar la parte superior del ananá y pelarlo. Cortarlo en rodajas finas, rellenar un vaso medidor y reservar el resto.

Pelar la lima y cortarla por la mitad. Dejar a un lado.

Combinar la banana, moras, ananá y lima en una juguera, y pulsar. Transferir a un vaso y añadir hielo antes de servir.

Información nutricional por porción: Kcal: 222, Proteínas: 4.5g, Carbohidratos: 70.2g, Grasas: 1.4g

39.   Jugo de Lima y Manzana

Ingredientes:

1 lima entera, sin piel

1 manzana Granny Smith pequeña, sin centro

1 taza de frutillas, en trozos

1 limón entero, sin piel

2 onzas agua de coco

¼ cucharadita canela, molida

Preparación:

Pelar la lima y limón. Cortarlos por la mitad y dejar a un lado.

Lavar la manzana y cortarla por la mitad. Remover el centro y trozar. Dejar a un lado.

Lavar las frutillas y remover las ramas. Trozar y rellenar un vaso medidor. Reservar el resto.

Combinar la lima, limón, frutillas y manzana en una juguera, y pulsar. Transferir un vaso y añadir el agua de coco y canela.

Agregar hielo picado y servir inmediatamente.

Información nutricional por porción: Kcal: 122, Proteínas: 2.4g, Carbohidratos: 39.7g, Grasas: 0.9g

40.   Jugo de Tomate y Berro

Ingredientes:

1 tomate mediano entero, en trozos

1 taza de berro, en trozos

1 pimiento rojo grande, en trozos

1 rama de romero

1 onza de agua

Preparación:

Lavar el tomate y ponerlo en un tazón pequeño. Trozar y reservar el jugo. Dejar a un lado.

Lavar el berro bajo agua fría. Colar y romper con las manos. Dejar a un lado.

Lavar el pimiento y cortarlo por la mitad. Remover las semillas y trozar. Dejar a un lado.

Combinar el tomate, berro y pimiento en una juguera, y pulsar. Transferir a un vaso y añadir el agua y jugo de tomate. Rociar con romero y servir inmediatamente.

Información nutricional por porción: Kcal: 56, Proteínas: 3.5g, Carbohidratos: 15.1g, Grasas: 0.7g

41.   Jugo de Apio y Limón

Ingredientes:

1 taza de apio, en trozos

1 limón entero, sin piel

1 zanahoria grande, en rodajas

1 manzana Dorada Deliciosa pequeña, sin centro

¼ cucharadita cúrcuma, molida

¼ cucharadita jengibre, molido

Preparación:

Lavar el apio y trozarlo. Dejar a un lado.

Pelar el limón y cortarlo por la mitad. Dejar a un lado.

Lavar y pelar la zanahoria. Cortarla en rodajas finas y dejar a un lado.

Lavar la manzana y cortarla por la mitad. Remover el centro y trozar. Dejar a un lado.

Combinar el apio, limón, zanahoria y manzana en una juguera, y pulsar. Transferir a un vaso y añadir el agua, cúrcuma y jengibre.

Servir inmediatamente.

Información nutricional por porción: Kcal: 105, Proteínas: 2.4g, Carbohidratos: 32.8g, Grasas: 0.7g

42.   Jugo de Durazno y Manzana

Ingredientes:

1 durazno grande, sin carozo y en trozos

1 manzana verde mediana, sin centro y en trozos

1 taza de sandía, en cubos

1 banana pequeña, en trozos

¼ cucharadita de canela, molida

Preparación:

Lavar el durazno y cortarlo por la mitad. Remover el carozo y trozar. Dejar a un lado.

Lavar la manzana y cortarla por la mitad. Remover el centro y trozar. Dejar a un lado.

Cortar la sandía por la mitad. Cortar un gajo grande y reservar el resto en la nevera. Pelar el gajo y cortarlo en cubos. Remover las semillas y rellenar un vaso medidor. Dejar a un lado.

Pelar la banana y trozarla. Dejar a un lado.

Combinar la sandía, durazno, manzana y banana en una juguera, y pulsar. Transferir a un vaso y añadir la canela.

Agregar hielo y servir inmediatamente.

Información nutricional por porción: Kcal: 260, Proteínas: 4.4g, Carbohidratos: 73.9g, Grasas: 1.3g

43. Jugo de Pepino y Col Rizada

Ingredientes:

1 taza de pepino, en rodajas

1 taza de col rizada fresca, en trozos

1 taza de espinaca fresca, en trozos

1 taza de Acelga, en trozos

¼ cucharadita de jengibre, molido

1 onza de agua

Preparación:

Lavar el pepino y cortarlo en rodajas finas. Rellenar un vaso medidor y reservar el resto en la nevera.

Combinar la espinaca, col rizada y acelga en un colador grande. Lavar bajo agua fría y colar. Trozar y dejar a un lado.

Combinar el pepino, col rizada, espinaca y acelga en una juguera, y pulsar. Transferir a un vaso y añadir el jengibre y agua.

Refrigerar 5 minutos antes de servir.

Información nutricional por porción: Kcal: 63, Proteínas: 9.9g, Carbohidratos: 16.7g, Grasas: 1.6g

44.   Jugo de Frutilla y Banana

Ingredientes:

1 taza de frutillas, en trozos

1 taza de banana, en trozos

1 taza de cantalupo, en trozos

2 ciruela enteras, en trozos

¼ cucharadita de canela, molida

Preparación:

Lavar las frutillas y remover las ramas. Trozar y dejar a un lado.

Pelar la banana y trozarla. Rellenar un vaso medidor y reservar el resto. Dejar a un lado.

Cortar el cantalupo por la mitad. Remover las semillas y cortar un gajo grande. Pelarlo y trozarlo. Rellenar un vaso medidor y reservar el resto en la nevera.

Lavar las ciruelas y cortarlas por la mitad. Remover los carozos y trozar. Dejar a un lado.

Combinar las frutillas, banana, cantalupo y ciruelas en una juguera, y pulsar. Transferir a un vaso y añadir la canela.

Agregar hielo picado y servir inmediatamente.

Información nutricional por porción: Kcal: 249, Proteínas: 4.8g, Carbohidratos: 73.1g, Grasas: 1.5g

45.   Jugo de Repollo y Remolacha

Ingredientes:

1 taza de repollo morado, en trozos

1 taza de remolachas, en rodajas

1 pimiento rojo grande, en trozos

1 taza de espinaca fresca, en trozos

3 tomates cherry, por la mitad

¼ cucharadita de sal

Preparación:

Combinar el repollo y espinaca en un colador grande. Lavar bajo agua fría y colar. Trozar y dejar a un lado.

Lavar las remolachas y recortar las partes verdes. Pelarla y cortar en rodajas finas. Rellenar un vaso medidor. Reservar el resto.

Lavar el pimiento y cortarlo por la mitad. Remover las semillas. Trozar y dejar a un lado.

Lavar los tomates cherry y remover las hojas. Cortarlos por la mitad y dejar a un lado.

Combinar el repollo, remolacha, pimiento, espinaca y tomates en una juguera, y pulsar. Transferir a un vaso y añadir la sal.

Servir inmediatamente.

Información nutricional por porción: Kcal: 134, Proteínas: 11.5g, Carbohidratos: 39.1g, Grasas: 1.8g

46. Jugo de Remolacha y Manzana

Ingredientes:

1 remolacha entera, en trozos

1 manzana Granny Smith pequeña, sin centro

1 taza de sandía, en cubos

1 cucharadita extracto de limón

Preparación:

Lavar y recortar la remolacha. Trozar y dejar a un lado.

Lavar la manzana y cortarla por la mitad. Remover el centro y trozar. Dejar a un lado.

Cortar la parte superior de la sandía. Cortarla por la mitad y sacar un gajo grande. Pelarlo y cortarlo en cubos pequeños. Remover las semillas y rellenar un vaso medidor. Reservar el resto en la nevera.

Combinar la remolacha, manzana y sandía en una juguera, y pulsar. Transferir a un vaso y añadir extracto de limón.

Refrigerar 10 minutos antes de servir.

Decorar con menta y servir.

Información nutricional por porción: Kcal: 138, Proteínas: 2.8g, Carbohidratos: 38.9g, Grasas: 0.6g

OTROS TITULOS DE ESTE AUTOR

70 Recetas De Comidas Efectivas Para Prevenir Y Resolver Sus Problemas De Sobrepeso: Queme Calorías Rápido Usando Dietas Apropiadas y Nutrición Inteligente

Por

Joe Correa CSN

48 Recetas De Comidas Para Eliminar El Acné: ¡El Camino Rápido y Natural Para Reparar Sus Problemas de Acné En 10 Días O Menos!

Por

Joe Correa CSN

41 Recetas De Comidas Para Prevenir el Alzheimer: ¡Reduzca El Riesgo de Contraer La Enfermedad de Alzheimer De Forma Natural!

Por

Joe Correa CSN

70 Recetas De Comidas Efectivas Para El Cáncer De Mama: Prevenga Y Combata El Cáncer De Mama Con una Nutrición Inteligente y Alimentos Poderosos

Por

Joe Correa CSN

www.ingramcontent.com/pod-product-compliance
Lightning Source LLC
Chambersburg PA
CBHW030258030426
42336CB00009B/435